活化大腦的 15個習慣

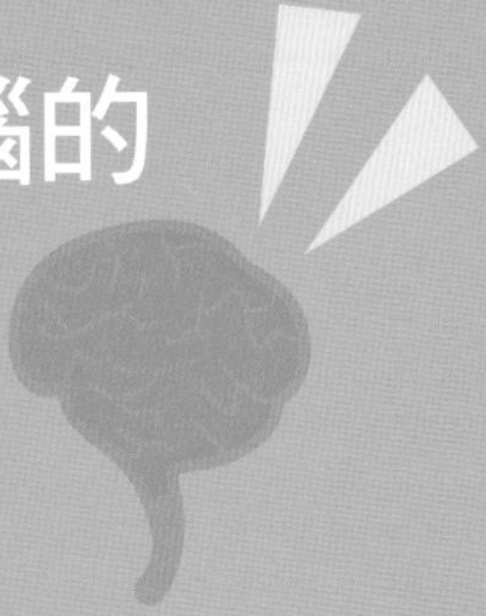

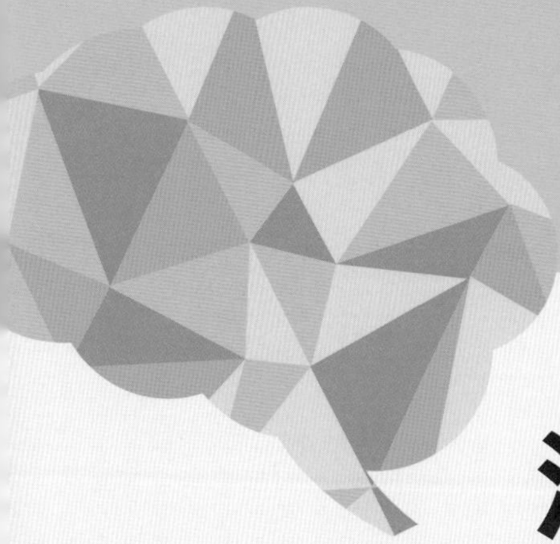

脳が若返る15の習慣

活化大腦的15個習慣

飛松省三 著
張玲玲 譯

推薦文

養成好習慣，失智不來亂

白明奇

也許是作者和我都是對認知障礙有著特別興趣的神經科醫師的緣故，飛松省三醫師寫的這本《活化大腦的 15 個習慣》感覺就好像是我寫的一樣。連我在日本東北大學進修時、指導教授山鳥重醫師在送我的書內頁題的「持續就是力量」都出現在本書中，「持續就是力量」成為我日後做事的座右銘。

說也奇怪，本書提到的這15個好習慣好像也是我的習慣，尤其看到「用手寫筆記」這一條，真是會心一笑。當年我是少數用鋼筆寫病歷的醫師，還影響不少學生如法炮製，想不到後來病歷電子化，當時買了好幾小箱鋼筆墨水到現在還沒寫完呢！還有一件事，當時看到我用手寫筆記的學生，出國都會順便幫我帶回幾本Mead的筆記本，如今回想，仍然有受感動的溫暖。

二〇一七年夏天，英國老牌醫學雜誌《*Lancet*》出版單行本說明阿茲海默氏症的危險因子，文中提到阿茲海默氏症的發生原因有65%是屬於先天，意即生下來就已經決定；35%屬於後天，也就是說有機會延後失智的發生或趨緩惡化，例如重視早年教育，關心聽障，控制高血壓與糖尿病，不要孤獨，務必戒菸，遠離憂鬱和肥胖等等，這個部分多半與慢性病與生活習慣有關。曾有名人說過：「命好不如運好，運好不如習慣好。」把這句話套用在失智症，也相當適用。

我和本書作者一樣都是神經科醫師，也持續診療認知功能障礙病人及研究此議題將近三十年，累積許多經驗與感想想要告訴讀者。在高齡化社會的當下，抗老神丹一直是很多人的期待，但是活到一百歲卻是滿腦妄想、整天不快樂、步履蹣跚、全天需要被照顧，那又有何意義呢？我覺得好的修養、好的禮儀、好的生活習慣和幽默感，也是很重要的，這可以帶來優雅的老年。

《活化大腦的 15 個習慣》這本書讀來很親切，內容多有科學根據，讀者一定會和我一樣喜歡，尤其養成這幾個習慣並不困難，如果你已經有一些，請繼續保持；如果你完全沒有，就開始吧！

Contents

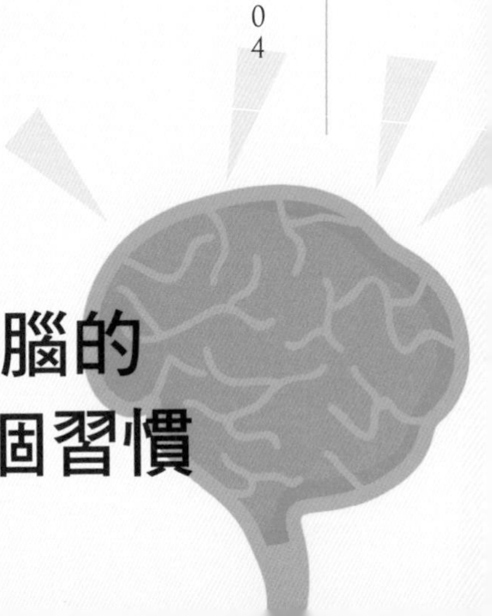

活化大腦的15個習慣

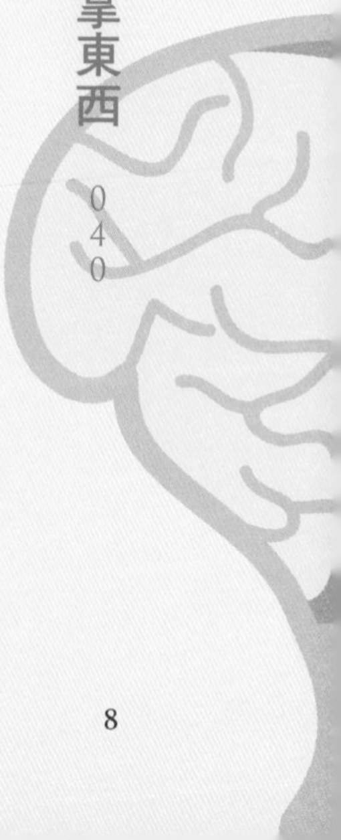

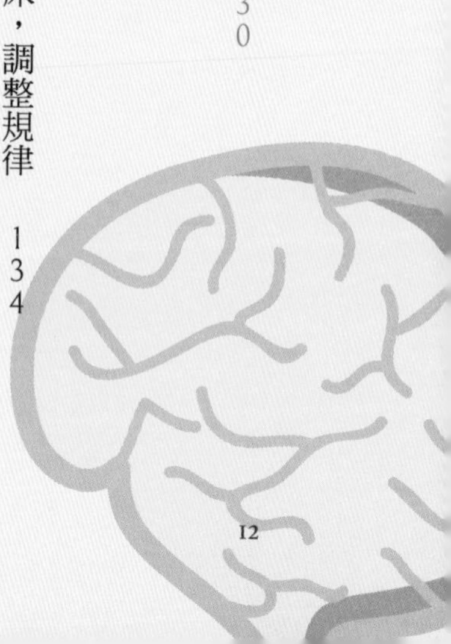

前言

活化大腦，健康快樂活到老

「最近會不會容易忘東忘西？」

「一下子想不起來對方的名字？」

「忘了昨天晚上吃過什麼？」

你最近是否開始有這樣的體驗？假如你認為「年紀大了，沒辦法」的話，那就得注意囉！你的大腦說不定已經開始老化。

持續放任不管的話，腦子會越來越老。

有些人在四十多歲，已經提早出現大腦老化的徵兆！

難道我們要死心斷念，放任大腦退化嗎？

不，不可以！

從現在開始，已經進入「人生百歲」的時代，絕不能死心放棄。

有一個神奇的方法，與其說是抑制大腦老化，不如說是促進大腦活化，使其保持青春。

這個劃時代的神奇方法，不用特別的藥物，也不用任何醫療器材。

只要改變你每天的行為和習慣。

同時這些方法很簡單，任何人都做得到。

在這本書中，我將用深入淺出的方式解釋，為何養成十五個習慣，就能預防大腦老化、保持年輕。我會說明這些習慣對於活化大腦有何助益，並舉出腦科學的證據，幫助大家了解。

不好意思，現在才做自我介紹。我目前在九州大學醫學研究所當教授，專攻臨床神經生理學。

一九七九年三月，我從九州大學醫學院畢業時，日本才剛開始引進臨床的腦ＣＴ（斷層掃描）檢查，還沒開始做ＭＲＩ（核磁共振顯影）檢查。

從尚無現在「可見顱內」的技術年代，我便矢志要成為腦神經內科醫生。

所謂腦神經內科，是指治療大腦、脊髓、神經、肌肉等疾病的內科。雖然掌管的疾病範疇很廣，但主要是頭痛、腦中風、阿茲海默症、帕金森氏症、肌萎縮性側索硬化症（ＡＬＳ）等。

一九八〇年代所謂的腦部機能檢查，流行做腦波或誘發式腦波檢查。我也開始利用這些方法，研究阿茲海默症、帕金森氏症及癲癇症。

進入一九九〇年之後，日本將檢測腦部極微弱磁場的腦磁波圖應用於臨床，並且引進可將腦部血液流動反應視覺化的ＭＲＩ，不用開顱就可以「看見腦部、檢測腦部、了解腦部」。之後還研發出從顱外刺激腦部的磁力刺激法，以及透過直、交流電的電流刺激法，可以暫時「調節腦部功能」。

像這樣，隨著醫療技術的進步，「窺見大腦」的方法也越來越完備。儘管如此，事實上人腦的機能非常複雜，連腦科學也無法完全探其究竟。

另外，我們腦部的重量雖然只占體重的百分之二，卻消耗了全身百分之二十的能量。在邁入二十一世紀的今天，人類的生命即將迎接百歲，如何讓耗費如此龐大能量的腦部保持年輕，成為我們的課題。

現代的我們，不管食物、電腦、智慧型手機以及運動量，都跟以往的生活環境有很大不同，大腦的負擔也隨之產生變化。如何減輕腦部負擔，提高耐久性呢？

上健身房可以鍛鍊身體，卻無法鍛鍊大腦。

我們該怎樣鍛鍊大腦？

其實只要在日常生活中，稍微花點力氣就行啦！

身為腦科學專家的我，想在這本書中教大家，怎樣改變日常生活習慣，即使活到一百歲，大腦依舊年輕。

和其他腦科學的書籍不同，這本書的內容綜合了我本身的實際體驗、在國際英語雜誌上刊載的研究結果，以及目前確知的腦部相關科學知識，因此非常值得信賴！

書中介紹的十五種習慣，各位不必全部實踐。

你在閱讀本書時，只要感到某個項目「有道理」，予以實踐，應該就可以感受到效果了。

除了書中刊載的十五個習慣，我還寫了未公開的第十六個習慣。假如讀者有興趣，請參考本書最後一頁，就可以取得。

假如本書能幫助各位健康快樂地活到一百歲，應是筆者最大的榮幸。

九州大學醫學研究所　臨床神經生理學

飛松省三

活化大腦的15個習慣

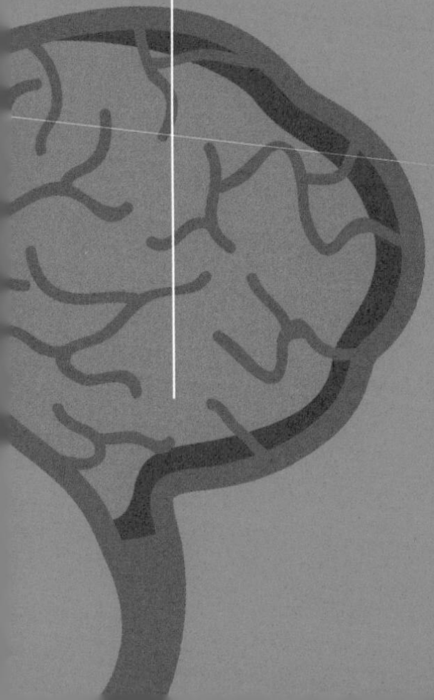

第1個習慣 用「非慣用手」滑手機

「慣用手」和大腦的關係

每個人都有慣用手。可能是小時候大人教我們「拿筷子時，哪隻手比較順，就是慣用手」的關係吧。

你是右撇子，還是左撇子呢？據說，大約百分之九十的人都是右撇子。

到底為什麼會有「慣用手」呢？

其實所謂慣用手，這個概念是人類特有的。像貓、狗，或者黑猩猩、大猩猩等類人猿，都沒有慣用手。

為何只有人類才有慣用手？

這一點跟我們的大腦有很深的關係。依據近年的研究，我們相信，大腦的非對稱性應該與其相關，也就是有理論認為「左腦司語言，因此掌管右手寫字」。

依照我們的意志行動，稱為「隨意運動」。接受大腦皮質上運動中樞的刺激，肌肉因應某種目的而收縮，做出有意識的運動。

由於能隨意運動，我們的手和腳（特別是手指），還有臉部肌肉、眼睛等身體各部位的肌肉，都可以依照我們的意志自由活動。

如此不只達成按照自我意圖行動的目的，更能透過說話、表情等表現，建立起社會生活不可或缺的溝通方式。

大腦命令手部活動的機制

隨意運動首先要賦予動機。好比酷暑時，待在房裡感到悶熱，任何人都會想開冷氣，讓房間變涼吧。

那麼，大腦是怎麼執行這一連串的指令呢？

首先，透過皮膚上的溫度傳導，感應到炎熱，並把這個訊息傳到大腦的感覺中樞，使大腦知道天氣熱。

由於感到熱，為了打開冷氣，我們必須決定最有效率的手部活動順序。大腦的額葉有個叫「運動輔助區」的地方，在這裡建立運動的程序。

首先，運動輔助區對一個叫「初級運動區」的地方下指令，初級運動區忠實地將指令傳遞給脊髓的運動神經。結果我們便伸出手，拿起遙控器，按下開關按鍵。冷氣機開始運作，不久，屋裡便涼快了。

皮膚上的溫度傳導感應器會感應到氣溫變化，將「真舒服」、「還是很熱」、「太冷」之類的訊息傳回大腦，大腦再來決定是否要改變冷氣機設定的溫度。

像這樣，大腦使用廣泛的網路，讓我們為了某個目的而做出適當的動作。

當我們要寫字時，大腦怎麼運作呢？

運動（動作）與大腦的關係

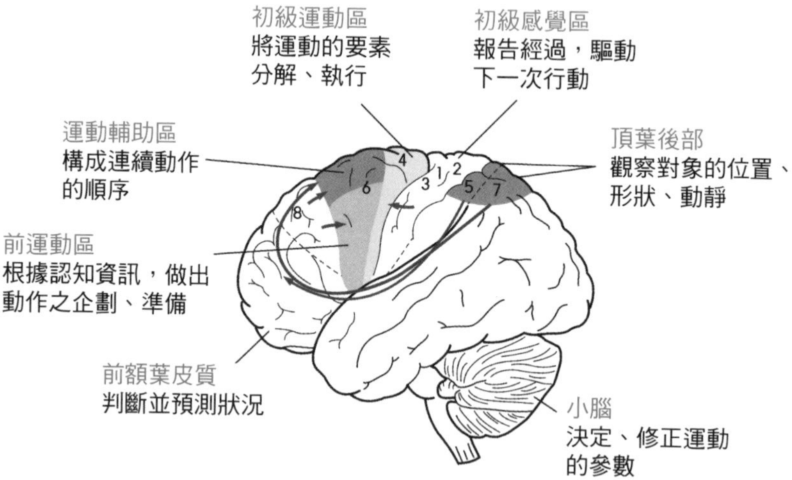

出處 依據〈有關隨意運動的大腦領域及功用〉
（飛松省三，《臨床神經生理學》，中外醫學社，2016）

有沒有寫錯字，字寫得好不好，這些資訊會傳遞到視覺區。假如寫錯字，就會對手指下達新的運動指令，要求更正。

這時重要的是叫「前運動區」的地方。

前運動區根據感受到的資訊，做出相對應的動作，以及與該動作相關之企劃、準備，傳送到運動區，實際執行該動作。

使用「非慣用手」，活化大腦

你可能也已察覺到，使用慣用手比非慣用手容易活動。與其說是隨自己的意志，不如說好像能夠自動執行似的。例如慣用右手的人，倘使用左手拿筷子的話，會變得像外國人一樣笨拙，無法自由地夾菜。

經過我們研究，發現非慣用手比慣用手缺乏自動性的運動，更需要讓運動皮質興奮，讓運動相關領域活化。

這項研究以健康的年輕成年人為對象，被研究者以自我節奏（隨意運動）及外在節奏（配合聲音運動）做出複雜的動作。具體實施的運動方式如下一頁的圖示。

這時，能讓平常不曾使用的非慣用手（我們大多數是右撇子，因此這裡說的是左手）運動。

做完複雜的手指運動之後，經功能性核磁共振顯影檢查，發現不論以自我節奏或外在節奏運動，都可以使不同的運動神經迴路活絡。

也就是說，使用非慣用手，會增加大腦的血液流量。

左手的複雜手指運動

大拇指依序觸碰食指、中指、無名指和小指，做兩次石頭（握拳）、布（打開）。然後再反推回去，做兩次布、石頭，接著用大拇指碰觸小指、無名指、中指和食指。請以自我節奏（盡可能緩慢、稍微緩慢、平常速度、稍微快一點、盡可能快）以及外在節奏（將節拍器調整為0.5、1、2、3、4赫茲的速度）運動。

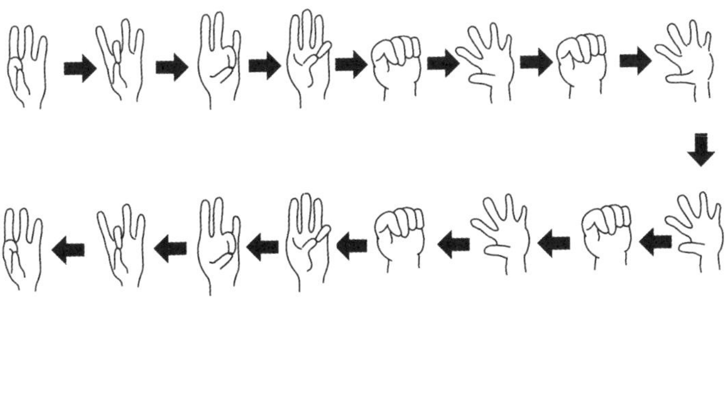

「活化大腦」的基本做法，是盡可能多使用平常不太使用的大腦部位。這點非常重要。

由於使用非慣用手，能夠刺激大腦平常不用的部位，等於是在活化大腦。

慣用右手的我們，不妨嘗試用左手滑手機打字。光是使用非慣用手在手機上輸入文字，就已經活化了與隨意運動相關的迴路。

還有，視覺資訊不只從眼睛傳遞到前運動區，也會傳送到頂葉後部。用簡單的操作手機，不只活化運動區，還可以活化感覺系統，真可謂一石二鳥。

另外說起來，現在的年輕人操作手機時，喜歡左右開弓。這樣的操作法不是隨意運動，而是一種自動化運動（使用脊髓），說不定出乎意料地無法活化大腦呢！

為了活化大腦，不只滑手機，建議大家平常也多多使用非慣用手。

用「非慣用手」滑手機

重點整理

- 慣用手的概念乃人類特有。
- 百分之九十的人是右撇子。
- 依照自我意志做的運動，稱為「隨意運動」。
- 非慣用手比慣用手缺乏自動化的運動，更需要讓運動皮質興奮，讓運動相關領域活化。
- 由於使用非慣用手，能夠刺激大腦不太使用的部位，等於是在活化大腦。
- 用兩隻手操作手機，有可能出乎意料地無法活化大腦。
- 不只滑手機，平常只要多使用非慣用手，就可以活化大腦。

第2個習慣 配合運動的節拍呼喝

從帕金森氏症患者的復健得到靈感

「帕金森氏症」是與大腦有著密切關係的病症之一。很多人是因為《回到未來》（*Back to the Future*）這部片子的男主角米高・福克斯罹患該病，而知道帕金森氏症吧。福克斯後來還成立了帕金森氏症研究基金會，專門研究這種難症。

帕金森氏症有「手腳顫抖」、「行動遲緩」、「肌肉僵硬」、「身體的平衡感變差」等症狀。

雖然主要好發期在五十～六十五歲之間，也有人在四十歲前後或超過七十歲才發病。未滿四十歲即發病者，稱為「年輕型帕金森氏症患者」，米高．福克斯便是其中之一。

罹患帕金森氏症時，位於大腦內側的中腦，裡面的「黑質」功能下降，使患者腦部的「多巴胺」（dopamine）這種神經傳導物質減少。

多巴胺被運到基底核，然後配合目的選擇行動。基底核有調節運動區的功能。一旦多巴胺減少，運動機能就會下降。

來復健的帕金森患者，經常可見走路時身體向前傾、腳步細碎。同時往往沒有真的邁出步伐，而是拖行。因此，對日常生活會產生很大的影響。

不過，在沒有障礙物的平路只能用小碎步走路的患者，爬起樓梯卻十分靈活，也能按照節拍器的節奏，走得很順。

幫助提升自我節奏感的方法

我的專業是臨床神經生理學，研究帕金森氏症也是其中一個項目。我經常透過功能性核磁共振顯影，調查帕金森氏症患者的運動機能。

我發現，罹患帕金森氏症的患者與健康的高齡者相比，「相較於外在節奏感，患者的自我節奏感比較有問題」。

還有，人年紀越大，越會像帕金森氏症患者那樣邁不開步伐。我們透過功能性核磁共振顯影研究明白，老年人自我節奏的運動迴路跟年輕人相比，產生明顯的變化，這一點也影響到很多地方。

任何人都會因為年紀大而造成運動迴路的改變，因此需要簡單的方法，促進大腦活化。

依照「1、2」的節拍走路

我的興趣是游泳（自由式）。適度的運動可以使大腦抗衰老。平日我會在晚上游一次，週末若沒排行程，還會再游一次。每次游泳大概一到一點五公里。

各位運動時都做些什麼事呢？

「一邊聽喜歡的音樂，一邊運動」、「什麼都不想，心無旁騖」、「放鬆、沉澱心情」之類，各自不同。

不管哪一種都好，不過以腦科專家的身分，我推薦底下這個方法：

那就是，運動時「配合運動的節拍呼喝」。

就算不發出聲音，只在心裡呼喝也行。

以我游泳為例，解釋給大家聽吧。

游一公里表示，二十五公尺長的泳池，必須來回游二十圈。健身房的泳池設有計數器，游完一圈，便把圓形磁鐵放在計數器上，確定趟數。

不過，我並未使用計數器。而是游第一圈時，好像唸咒語般，在心中默念0.5、0.5、0.5……，游到二十五公尺的折返點，則改默念1、1、1……，下一個五十公尺折返，變成1.5、1.5、1.5……。游到五百公尺，默念的數字變成10。下一個五百公尺，再從0.5開始，默念到10。

協助帕金森氏症的患者做復健時，也會給予「1、2」、「1、2」這樣的口令，患者聽口令，比較容易邁開步伐。

節拍的韻律以「約2赫茲」最佳。

跟走路相比，自由式划動手臂的速率只有1赫茲左右。同時，隨運動類別不同，有不同的韻律。慢跑的話，韻律稍微快一點，大約2.5赫茲（一分鐘一百六十步左右）。

我居住的博多會舉辦「博多祇園山笠」這樣的傳統祭典，宣告夏天來臨。由七大「流派」各自抬著一噸重的山笠，在市內競走，路程約五公里。

祭典以「1、2」的吆喝聲定調。博多山笠有屬於自己的獨特吆喝聲。「歐伊撒」時全力衝刺，「歐伊咻」時小跑步，進入狹窄巷弄時，會發出「呦伊呦伊」的吆喝聲，這時必須慢慢走，山笠才不會撞到旁邊的建築物。

隨著年紀增加，我們的運動迴路也會有所變化。不妨一邊運動，一邊在心裡呼喝，可以活化大腦呢。

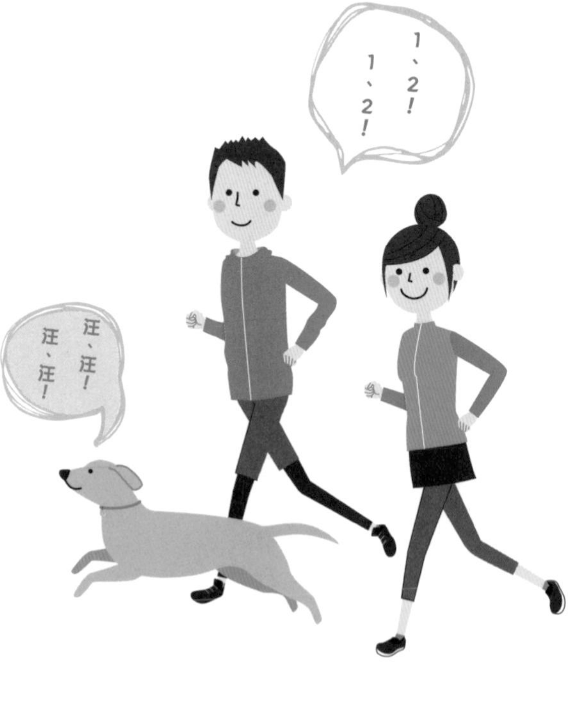

配合運動的節拍呼喝

重點整理

- 罹患帕金森氏症時，位於大腦深處的中腦，裡面的「黑質」功能下降，使患者腦部的「多巴胺」減少。
- 多巴胺減少的話，運動機能下降，走路時身體會往前傾、小碎步。
- 但是帕金森氏症患者爬樓梯時，卻十分靈活；也能按照節拍器的節奏，走得很順。
- 不只帕金森患者，任何人都會因為年紀大，運動感變差，無法像年輕人那樣大步行走。
- 運動時，「配合運動的節拍呼喝」（只在心裡呼喝也行）可活化大腦。
- 節拍的韻律以「約2赫茲」最佳。

第3個習慣 用拇指、食指以外的手指拿東西

檢測嬰兒的發展部位

嬰兒大約在一歲前後學會說話。出生四個月時，只會發出「啊——啊——」、「啊——嗚——」這樣的音調。十個月大時會擺動身體、做手勢，第一次發出「爸爸」、「媽媽」的語彙。

假如嬰兒到了一歲還不會說話，小兒科醫生要觀察哪裡，才能知道嬰兒的大腦發展是否正常呢？

其實是觀察手掌和手指的活動，了解大腦的發展情況。

嬰兒大約在六到七個月，會用整個手掌抓東西。再來學會使用一根根的手指，十二個月大時，會用拇指和食指抓東西。

大腦和手指活動的關係

為什麼手指能夠一根根地活動呢？

因為大腦掌管身體各部位的區塊，特別是手和臉的區域，比軀幹及腳大得多，稱為「皮質小人」（homunculus）。

「嬰兒手部運動發展」模式圖

嬰兒雖可用整個手掌抓東西，但接下來則漸漸能夠使用一根根的手指抓東西。

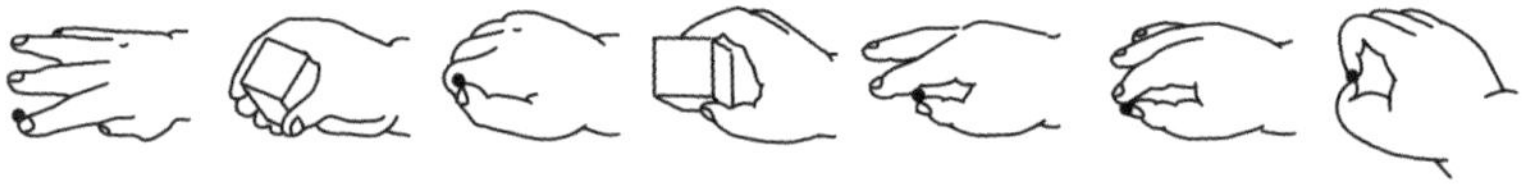

6 個月　7 個月　8 個月　9 個月　9 個月　10 個月　12 個月

出處　依據〈發展里程碑：運動發展〉
（Gerber RJ, et.: Developmental milestones: Motor development. *Pediatr Rev*, 31: 278–286, 2010）

homunculus 是拉丁語裡「小矮人」的意思。這是由諾貝爾生理學或醫學獎得主、加拿大腦外科醫生潘菲爾德（Wilder Penfield）發現。潘菲爾德在給癲癇患者動腦部手術時，為了讓患者術後較不易手腳麻痺，而用電流刺激大腦下達動作指令的「運動區」和負責感覺的「感覺區」。

用電流刺激某個區域時，手腳會動，便可知手腳受到電流的刺激。這樣逐步了解大腦與身體各部位的對應關係。動手術時小心不要傷到該區塊。

皮質小人的身體大小比例，與運動區、感覺區的面積大小互相呼應。身體相鄰部分，則呈現規則性的排列。

大腦中身體各部位相對應的「皮質小人」

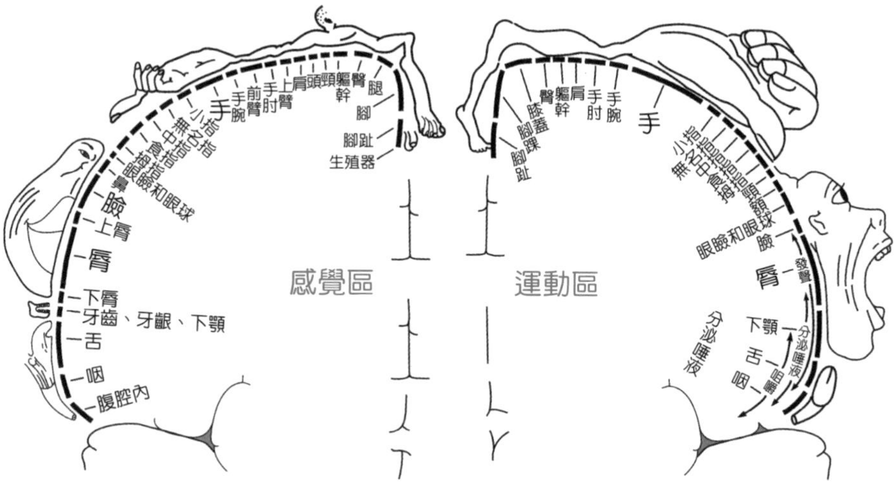

出處 依據「初級體感覺區及運動區於腦內部位重現圖」
（Schott GD: Penfield's homunculus: a note on cerebral cartography. *J Neurol Neurosurg Psychiatry*, 56:329-333, 1993）

只要活動手指，就能刺激腦部很大區塊

我們用「腦磁圖」檢測嬰兒感覺區的功能對應圖，看看「用整個手掌握東西」時，和「用一根一根手指拿東西」時，有何不同。

「腦磁圖」顯示，當大腦的神經細胞活動時，會產生小小的電流。電流流過，產生磁場（程度約地磁場的一億分之一），可以用超導感應器偵測到。「腦磁圖」以2或3公釐程度的精密度，推斷大腦活動的場域。

檢視腦磁圖，我們發現，「用整個手掌拿東西」的嬰兒，較多手部皮質小人尚未發展完成；而可以「用一根一根手指拿東西」時，皮質小人相對發展比較完整。

我們也明白，配合幼兒運動的發展，當他們會使用一根根手指時，大腦感覺區的地圖跟著成形。

值得注意的是，五根手指和手掌所占比例甚大，幾乎占了整個運動區的三分之一，感覺區則占了四分之一。

由此可見，大腦給指尖下達很多命令。

大腦不只下令身體各部位運動，當身體各部位接受到刺激時，也會傳送到大腦的對應部位，使該部位產生變化。換句話說，動動手指就可以刺激腦部很大區塊。不只嬰兒如此，大人亦同。

盡量使用平常少用的中指、無名指和小指

仔細觀察皮質小人，運動區裡面以拇指所占範圍最大，然後是食指。因此「用拇指和食指以外的手指拿東西」，可以刺激平常沒有用到的大腦運動／感覺區。

由於完全不用食指和拇指是很難做到的，各位要不要試試不用食指，改用「拇指和小指」、「拇指和無名指」、「拇指和中指」拿東西呢？

多使用平常不用的中指、無名指和小指，對於活化大腦可說是最有效的運動了。

第三個習慣

用拇指、食指以外的手指拿東西

重點整理

- 嬰兒可從手掌與手指的活動，觀察其發展狀況。
- 手指的活動與大腦有很深的關係。
- 潘菲爾德博士發現大腦的「皮質小人」，整理出大腦與身體各部位的對應關係。
- 我們一般習慣用拇指和食指拿東西，不過假如改用拇指和小指、拇指和無名指、拇指和中指等平常不大使用的手指，將可刺激大腦相對區塊活化。

第4個習慣 玩樂器——五十歲才學也不遲

為什麼年紀大了學樂器，學得比年輕人慢？

很多人年紀大了，想學某種樂器當興趣。我有個朋友，年過五十才開始學拉大提琴。多虧大腦裡的皮質小人，使他可以右手拉弓，左手一根根手指配合音符按弦。

目前已進入百歲人生的時代，只要努力，「五十才學」依舊可以享受演奏的樂趣。

只不過，跟年輕人比，要拉得好比較花時間。

為什麼？

因為大腦的構造和機能會隨著練習和學習產生變化，這點稱為「可塑性」。腦科學世界中，可塑性是指「產生變化，維持形狀」的特質。

大腦的可塑性程度，與開始學習與練習的年齡有關。

已經針對許多學樂器的孩子做了研究。以拉小提琴為例，拉小提琴時為了按弦，經常使用左手的小指。另一方面，不拉小提琴的人比較常用拇指，卻不怎麼用到小指。而且，在大腦的運動／感覺區，左手拇指的範圍也比小指大很多。

多位研究者以音樂家及非音樂家為對象進行研究，使用腦磁圖，觀察刺激拇指和小指後，手的感應範圍擴大的程度。

結果發現，從小拉小提琴的人，刺激左手小指後，產生很大反應。表示大腦皮質與小指呼應的區域變大了。

有趣的是，這種變化程度與「幾歲開始拉小提琴」有關。例如五歲或十歲開始的人，皮質小人擴展很大；十四歲以後開始學習的人，只擴展一點點，很難改變。

由此可知，大腦皮質處理手指感覺資訊的區塊，經過反覆刺激，會產生變化；同時其變化程度與開始練習的年齡有關。

俗語說「樂器從小學」，就是這個道理。

反覆使用指尖的訓練有很大的幫助

這麼說來，「五十歲學習」沒啥意思囉。

但，這就是大腦饒富趣味的地方。

我們在第二個習慣中提到，老年人的自我節奏感變差，但是除了運動區以外，還有很多腦區能補強這點。

只要身體健康，即使年老，依舊可以利用音樂之類的外在節奏，刺激前運動區迴路。彈奏樂器就是在使用自我節奏和外在節奏的運動迴路。

經由反覆刺激，改變大腦功能，這點稱為「用進廢退的可塑性」。如今復健醫學亦非常重視這一點。

現在我們知道，反覆練習乃恢復機能的重要神經基礎。

越早玩樂器，透過反覆運動練習，越能正確彈奏。同時練習結束後，也能保持一定時間的熟練。

當與運動相關的神經網路被效率化、增強化時，其變化就能一直維持下去。

不只玩樂器，做什麼都行，請從自己喜歡的事情著手，重點在反覆練習。運用神經連繫較少的地方從事有效率的運動，可以活化你的大腦。

第四個習慣

玩樂器——五十歲才學也不遲

重點整理

- 大腦的構造和機能會隨練習和學習產生變化。
- 大腦的可塑性（產生變化，維持形狀）的程度，與開始學習與練習的年齡有關。一般來說，十四歲以後開始學習的話，大腦的變化不大。
- 但是經由反覆刺激，可以改變大腦功能（用進廢退的可塑性），如今復健醫學亦非常重視這一點。
- 像是玩樂器這類反覆運動練習，可使與運動相關的神經網路被效率化、增強化，其變化就能持續下去。
- 不只玩樂器，從喜歡的事情入手，只要盡可能反覆從事會用到手指頭的活動，就能活化大腦。

第5個習慣 盡量用手寫筆記

手寫的功效

要記錄事情時，你會怎麼做？

近年來，越來越多人使用手機或電腦做筆記，也有人乾脆用智慧手機裡的相機功能拍照存證。這些方法確實方便，但是太過依賴的話，大腦會因此偷懶（怠惰）喲。

首先要跟大家解釋，文字以及聲音等資訊是怎麼傳送到大腦的。視覺的刺激是從眼睛的視網膜，經過視神經傳送到大腦的視覺區。聽覺的刺激則是通過內耳的聽神經，傳送到顳葉的聽覺區。之後，視覺和聽覺的資訊再被送到左腦的語言區（魏尼凱氏區〔Wernicke's area〕）。

像這樣，雖然文字和聲音資訊進入的方式不同，最後還是匯流到語言區。默讀一樣運用到匯合的功能，變成聲音的資訊；聲音資訊也會轉換成文字資訊。

讓我們想一想用手寫字時的情況。

首先拿筆，筆會直接刺激指尖。接下來控制用筆的力量，使字出現濃淡和粗細。最後觀察整體，調整字體的大小及行距，取得平衡。

如此這般，多種感覺會在無意識的情況下作用。

日本人和歐美人，大腦工作的地方不同？

文字當初是作為記錄聲音的手段被發明出來的。在人類的歷史上，口語出現後過了很久，才發展出文字。

據了解，人類在數萬年前已經會說話，直到西元前四千年，才出現最早的文字體系，其後發展出各種樣態。

你覺得日文很複雜嗎？常聽外國人說，學日文好難。

因為日文裡面有漢字、片假名、平假名。漢字是從中國傳進來的，假名則是以漢字為基礎發展出來。不過假名中的字母只有發音，本身沒有意思，不像漢字，每個字都有其意義。

日本人怎麼能夠理解這麼複雜的日文呢？

我們從腦科學的觀點來解釋吧。

其實日本人和歐美人處理資訊的方式不同，也就是大腦工作的地方不一樣。

這一點是根據腦中風的患者，出現無法辨識漢字的後遺症了解的。

一九八三年，東京大學的岩田誠博士（東京女子醫科大學名譽教授）提出「二重迴路假設」，認為假名與漢字在大腦中的處理過程不同。

原本語言區在左腦。

假如顳葉的魏尼凱氏區（A）受損，患者將無法理解對方說的話，也就是罹患失語症。至於角回（AG）則是閱讀中心，如果受損，將無法辨識文字、無法書寫。

閱讀書寫的構造

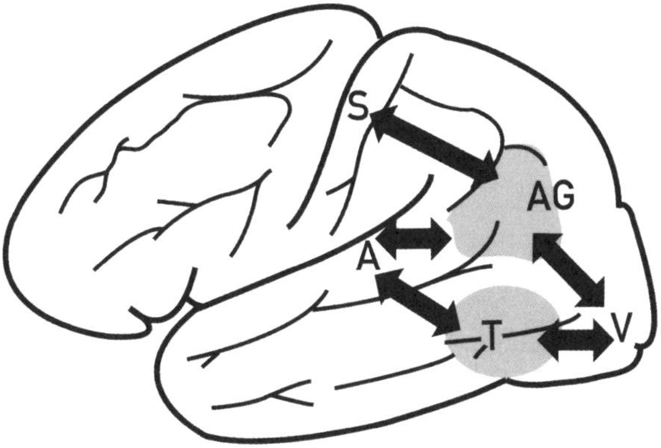

觀察左腦橫剖圖

A：聽覺區（魏尼凱氏區）
AG：角回
S：體感覺區
T：左顳葉後下部
V：視覺區

出處 依據岩田誠〈左顳葉後下部及漢字的讀寫〉
（《失語症研究》，8:146-152，1988）

岩田博士觀察患者，發現左顳葉後下部（T）是漢字的中樞。閱讀假名時，資訊主要是從V→AG→A這樣迴流。另一方面，閱讀漢字則要加上V→T→A的迴路。

同時，寫假名時以A→AG→S的迴路進行，寫漢字則必須使用A→T→V→AG→S這樣複雜的迴路。

或許是迴路太複雜，讓人覺得厭煩吧。總之，這點或許解釋了「對只用字母的歐美人來說，日本人的文字處理非常不一樣」。

複雜的日文，尤其為了分開處理漢字和假名，使大腦的功能產生了變化。

我們利用功能性核磁共振顯影，觀察健康的人的大腦在處理漢字和假名的資訊流程。結果發現，漢字在左顳葉後下部比較活躍，假名則在頂葉下部較強大活化。其結果正好佐證了岩田博士的假設。

同時，歐美人使用字母的迴路與假名相同。若沒有漢字的迴路，說不定大腦比較省力吧。

有趣的是，根據華盛頓大學歐傑曼博士等人的研究，刺激會說英語及西班牙語雙語的癲癇患者大腦，發現英語和西班牙語的區域雖在附近，卻不相同。

馬上就能活化大腦的方法

文章一開始，提到最近大家幾乎都使用電腦和手機記錄事情。寫字可以活化以下的迴路：

眼 ⬇ 視覺中樞 ⬇ 閱讀、書寫中樞 ⬇ 運動中樞

只不過，習慣使用電腦的人，要寫字時會忽然忘記怎麼寫。

若想刺激習慣用電腦打字以致忽然忘記字怎麼寫的大腦，用手寫字是最簡單、方便的辦法。

在學校或其他教育單位，我們得到「用手寫字可以提高學習、記憶和理解效率」的實證。從腦科學來看，「寫字」這個行為會使用到指尖，而將注意力集中於寫字這項行為，便能刺激腦部活化。

當我們寫字時，必須一邊思考「寫這個好不好」，一邊用左腦的前額葉皮質寫字。

寫字對於增進記憶力有幫助。當我們學寫漢字時，應該都曾經在紙上反覆書寫來幫助記憶吧。因為在紙上書寫，比光是看，更能強化記憶。

因此，請大家多寫字，快點活化大腦。

第五個習慣

盡量用手寫筆記

重點整理

- 太過依賴手機或電腦，大腦會因此偷懶（怠惰）喲。
- 寫字包括「拿筆時直接刺激指尖」、「控制用筆的力量，使字出現濃淡和粗細」、「觀察整體，調整字體的大小及行距，取得平衡」，能在無意識的情況下讓多種感覺運作。
- 若想刺激習慣用電腦打字以致忽然忘記字怎麼寫的大腦，用手寫字是最簡單、方便的辦法。
- 「寫字」這個行為會使用到指尖，而將注意力集中於寫字這項行為，便能刺激腦部活化。
- 腦科學也證明，在紙上書寫，比光是看，更能強化記憶力。

第6個習慣
利用俳句和川柳，鍛鍊「聯想記憶」

記憶的機制

大腦會儲存新資訊，並在適當的時機取出。這一連串的過程叫做「記憶」。假如大腦判斷新的資訊並不重要，即使暫時記住，也不會儲存起來。

在大腦顳葉深處有一個叫海馬迴的地方，因其形狀類似海馬而得名。海馬迴取名由來，乃因其類似希臘神話中海神波賽頓的座騎之故。日常生活中發生的事、念書學到的知識，都在海馬迴中被整理成檔案，之後儲存在大腦皮質。

也就是說，在我們的腦中，「新的記憶」被保存在海馬迴，「舊的記憶」存檔在大腦皮質。

簡單地說，記憶可分為三個階段：①銘記（學習並記得資訊）→②保持（將資訊變成記憶）→③回憶（想起資訊）。

當我們忘記東西時，腦子裡發生什麼事？

年紀大了，容易忘東忘西，那是前面說的三階段當中，③「回憶」功能下降的緣故，因此要找到儲存的資訊，相當花時間。

「完全忘記約定的時間」、「忘了把錢包放哪裡」，這樣只是單純的「健忘」，還不算失智。自己警覺到「完全忘記」了「約定」或「把錢包放哪裡」，「自己發現忘記」對日常生活並不會造成困擾。

失智症的遺忘，則是根本連「忘記約定」或「忘記錢包放在哪裡」這樣的情況都「想不起來」。

這代表，患者連記憶剛開始的①「銘記」都無法做到。

羅患失智症時，患者會遺忘稍早發生的事情，重複詢問同樣的問題。特別是有關吃飯和外出等「事件記憶」容易產生障礙。

俳句的聯想遊戲

對不起，講了很久的前提。接下來談談俳句和川柳這兩個從「俳諧連歌」衍生出的兄弟。

俳句類似中國的古詩，以「蛙跳古池濺水聲」這樣的詩體，表現五、七、五的十七音律。

川柳雖然也採用五、七、五的韻律，但沒有「季節問候語」，這點和俳句不同。另外創作時，川柳比俳句的自由度高。

不論俳句還是川柳，都是由瞬間的美感動心靈的體驗，刺激出靈感，再藉著十七個文字濃縮表現，是先人智慧與創意的結晶。

順道一提，我有位朋友，美國國立衛生研究所的哈雷教授，他在鑽研俳句。由於文化差異，並非一定要有季節問候語。他在日本舉辦的國際學會大會中，介紹自己寫的詩句：

Drink it hot or cold（不論冷熱皆要喝）
In either square or round cup（別管杯子方與圓）
You will still get drunk（反正爛醉都如泥）

開啟某個記憶時，同時也會浮現與其相關的記憶。

這個情況稱為「聯想記憶」。也就是說，人會因為手邊的某個東西，想起與其相關的其他事物。

相信大家都有過這樣的經驗，看電視或聽收音機時，聽到某首從前的曲子，想起當時自己的情景，例如那時和自己交往的異性、相知的好友以及生活境況。

在記憶的「銘記」階段，以學習時活動的特定神經元（neuron）集團的形式（記憶痕跡），儲存在海馬迴。

諾貝爾生理學或醫學獎得主利根川進先生指出，基於某種因素，本來隸屬集團某部分的神經元在活動時，其強大的功能結合，致使整個神經元集團跟著活動起來。

聯想記憶模式

我們的大腦用不同的神經元，記憶人的聲音和臉孔。某天和某人碰面說話時，兩種神經元一起工作，相連結的突觸增強。結果下次光聽到電話，就會聯想起那人的長相（聯想記憶）。

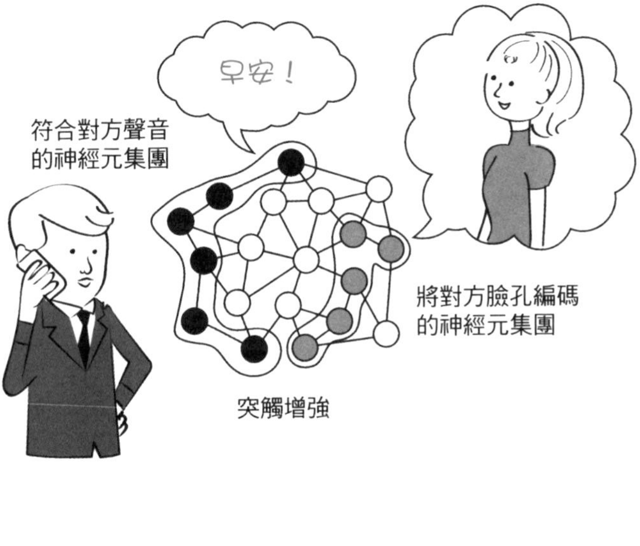

出處 https://cbs.riken.jp/jp/public/tsunaguru/toyoizumi/02/

而且記憶這件事，就算跟學習當時的情況不同，只要出現一點類似的狀況，都有可能想起全部。

寫俳句和川柳的靈感應該是自然浮現的吧。某一天，忽然有首五、七、五的詩句浮現在腦海，這是最理想的狀況。不過一般人需要花很長時間，才能達到「神來之筆」的境界。

讓我們把俳句當作某種聯想遊戲吧。

讓我們試試看以俳句一開始的季節問候導入，接下來你的感性會「聯想到什麼」？

例如從「花鳥風月」，你會聯想到什麼？

創作俳句和川柳，使用的便是聯想記憶。

就算完全沒有靈感，也可以使用聯想記憶，強化大腦的記憶過程，鍛鍊回想記憶。

試試藉由語言遊戲，刺激大腦吧。

利用俳句和川柳，鍛鍊「聯想記憶」

重點整理

- 記憶可分為三個階段：①銘記（學習並記得資訊）→②保持（將資訊變成記憶）→③回憶（想起資訊）。
- 健忘是③「回憶」的功能下降的緣故。
- 開啟某個記憶，同時浮現出相關的記憶，這個情況稱為「聯想記憶」。
- 從俳句的季節問候導入，你的感性會「聯想到什麼」？鍛鍊你的聯想記憶吧。

第7個習慣 假日木匠改變大腦

「身體記憶」對大腦的功效

我在美國芝加哥留學時，最讓我感到吃驚的是美國人「Do it yourself, DIY」（自己動手做）的習慣。美國人只要碰到小東西，都會自己做、自己修理。

由於在美國，開車是生活的必要手段，輪胎破了、電瓶沒電，都會先自己處理。

因為我從來沒有類似的經驗，每當車子出了點問題，就會開到修車廠維修。可悲的是，不知是不是我的英文太爛，修車廠弄了半天，問題依舊存在。

反覆幾次之後，我自然而然地記得要先檢查散熱器裡的冷卻水夠不夠、引擎的機油如何。芝加哥是個寒冷的城市，電瓶經常沒電。這時，我學會和另一輛車以電纜相接，用跳接電來發動引擎。

回九州大學後不久，有一次在停車場碰到一位不知所措的醫生。原來他的汽車沒電。我利用跳接電幫他發動引擎，他拚命地感謝我。多虧有在芝加哥生活的經驗啊。

這樣「靠自己的手修繕、改良、製造」的行為，對大腦也很有功效。

不輸給失智症，靠身體維持記憶的「程序記憶」

即便罹患失智症，據說像玩樂器、縫紉、做家事等透過技能而實現的「程序記憶」（技能的記憶）比較不會受到損害。

所謂「程序記憶」是我們經過反覆的學習和練習，擁有的技術被無意識地放進大腦的記憶區塊裡。

好比「騎腳踏車」、「游泳」、「滑雪」、「彈鋼琴」等技能，據說就算罹患失智症，程序記憶依舊較易留存。

程序記憶只要一旦確實記住，便很難忘記。例如即使十年沒騎腳踏車，身體還是記得，能夠立刻騎乘。

腦部主要發揮「程序記憶」作用的不是海馬迴，而是大腦最深處的「基底核」以及後側下方的「小腦」（請參考第一個習慣的圖表「運動（動作）與大腦的關係」）。

當「基底核」讓大腦指揮身體的肌肉活動或停止時，「小腦」可以調整肌肉的細微動作，使其順暢。

因此當我們拚命活動身體，就算數度失敗，依舊反覆練習時，「基底核」和「小腦」的網路已經學習到正確的動作，並且記憶下來。

像這樣由身體記住的「程序記憶」不會消失，會深印在我們的腦海。

組合數種資訊，解決問題；鍛鍊「工作記憶」的方法

還有一種重要的記憶，叫「工作記憶」。

所謂「工作記憶」，簡單來說，就是「思考事情時使用的記憶」。當我們思考一件事情時，必須在腦中同時放置許多內容，才能判斷彼此的關係，採取行動。

例如去超市買東西前，先想好晚餐做哪些菜，才能快速買齊材料。我們經常「為了做某件事，產生短時間記憶」。

像這樣一邊行動，一邊記憶，稱為「工作記憶」。

連一般會話也會不經意地用到工作記憶，比如記得對方問過的問題，並予以回答。看書時，先記住出場角色、前一頁的劇情，就能更容易看懂內容。

這類記憶因為只在思考時才會置於大腦，屬於短期記憶。

大腦的「額葉聯合區」是負擔工作記憶的主要區塊，額葉聯合區把腦中散置的資訊收集起來，並暫時儲存。

然後，該區域要思索「接下來怎麼辦？」，並把收集到的資訊重整、分散。

重整各種資訊、解決問題時，靠「工作記憶」發揮威力。

從這層意義來看，或許「工作記憶」才最稱得上是人類特有的記憶。

工作記憶最強的時期，是在二十到三十歲之間，年紀越大，功能越下降。

那麼，如何鍛鍊日益下降的工作記憶功能呢？

聊天、煮飯、外出買東西，所有行為都會用到工作記憶。和眾人一起活動、快樂社交，可以刺激大腦，活化大腦的神經細胞。

假日木匠（DIY動手做）會用到「程序記憶」和「工作記憶」，可以活化大腦，或許最有效。

你也選一個項目，自己動手做吧！試著鍛鍊這兩種重要的記憶。

假日木匠改變大腦

重點整理

- 「靠自己的手修繕、改良、製造」的行為，對大腦很有功效。
- 「程序記憶」是經過反覆的學習和練習，擁有的技術被無意識地放進大腦的記憶區塊，就算罹患失智症也不會消失。
- 「騎腳踏車」、「裁縫」、「做家事」、「游泳」、「滑雪」、「玩樂器」這些都算「程序記憶」。
- 主要發揮「程序記憶」作用的不是海馬迴，而是「基底核」和「小腦」。
- 假日木匠不但會用到「程序記憶」，還會搭配「工作記憶」，重整數項資訊、解決問題，對活化大腦非常有效。
- 「工作記憶」最強時期是在二十到三十歲之間，年紀越大，功能越下降。

第8個習慣
盡量避免義務感

面對刺激產生企圖恢復原狀的「防禦反應」

到了四、五十歲，工作的責任加重，產生不得不做的「義務感」，累積壓力。

壓力是什麼呢？

從原本的物理學來說，壓力就是「反應」（企圖恢復原狀的力量）。

我們的身體對於刺激（壓力源）產生反應（壓力狀態），進而想要恢復原狀（抗壓反應），因此引發各種身體失調的情況。

漢斯．塞利耶（Hans Selye）博士在一九三六年於《自然》（*Nature*）雜誌中發表有名的論文〈各種有害原因產生的症候群〉，可說是最早提出壓力說的論文，不過文章中並未提到「壓力」（stress）一詞。

人認知到有壓力，體內自然產生應對，想要消除這個壓力，這種情況稱為抗壓反應。

增加控制壓力的腦內物質「血清素」的方法

每個人產生壓力的原因不一，且料想不到。

和親人好友生離死別、離婚，或者罹患疾病，這些痛苦悲傷的事會引起壓力，這點固然可以理解；可是有時升官、結婚、小孩離家獨立，這些人生的轉捩點，也會帶來壓力。

壓力帶來的影響可分以下三種：

心理面：引發焦躁、不安、憂慮等內在情緒。

身體面：產生肩頸僵硬、頭痛、睡眠障礙等。

行動面：工作上容易出錯、暴飲、暴食。

壓力會影響到自律神經，引起心跳數與血壓等透過自律神經系統而產生的變化；也會影響副腎皮質賀爾蒙及腎上腺素等內分泌，產生焦躁不安的情緒和行動變化。

不管哪種反應，都是藉由大腦產生的生理反應。

很可惜，我們無法完全消除壓力，但是可以控制壓力，調整心靈的平衡。

其關鍵在於「血清素」這個腦內物質。

血清素是腦內的神經傳導物質之一，可以調整睡眠、食慾、心情。血清素不足的話，不但使腦的功能下降，也很難保持心靈平衡。

我們已知血清素不足會引發壓力障礙、憂鬱及睡眠障礙。如果不想輸給壓力，必須學習如何妥善控制血清素。

冬天時經常聽到「不管天多冷，也不可以灰心喪志」這類說法。實際上，季節性的情緒障礙，確實跟有沒有曬到太陽有關。

澳洲研究團隊（二〇〇二年）發現晴天時的血清素比陰天高。

曬太陽可以增加血清素，使你的心情舒暢。請務必養成早起迎晨光的習慣。

還有一個增加「血清素」的方法

「韻律運動」也很重要。所謂韻律運動是指配合一定的節奏運動，除了健走、跑步，唱歌也算喲。為了活化疲勞的大腦，使其分泌血清素，每天做二十分鐘的運動就夠了。

當我們感到日常生活帶來壓力時，必須積極鍛鍊妥善面對的技術和能力。

不是對壓力不理不睬，而是給予適當的處理，減輕壓力。

長年教書，眼前有堆積如山的工作必須解決，讓我感到十分疲憊。一旦想要抽點時間做自己的事，立刻就有始料未及的狀況插隊。我也會一邊想，這是我的工作，一邊也對義務感感到痛苦。

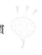

你會想「對這工作沒興趣，但不得不做」，還是「這麼做，好像很有趣」呢？換個念頭，壓力的感受就會改變。

近年來，大家都在提倡要正面思考。二〇一九年獲得全英女子高爾夫公開賽總冠軍的澀野日向子小姐，有「微笑灰姑娘」之稱。她在所有賽程中一直保持「微笑」，因而贏得這個稱號。「快樂揮桿」這個行為，和緩了比賽中的壓力，導致打出好成績。

現代是一個充滿壓力的社會，我們在家庭、學校、職場面對各式各樣的壓力。

假如你有興趣，不妨試試「五分鐘就可以做的職場自我壓力檢測」（http://kokoro.mhlw.go.jp/check/，此為日文網站）。

只要檢查出心理承受壓力的程度，一定可以找到應對的方法。

第八個習慣

盡量避免義務感

重點整理

- 我們的身體對於刺激（壓力源）產生反應（壓力狀態），進而想要恢復原狀（抗壓反應）。
- 人認知到有壓力，體內自然產生應對，想要消除這個壓力，這種情況稱為抗壓反應。
- 壓力反應可分「心理面」、「身體面」和「行動面」。不論哪一種，都是藉由大腦產生的生理反應。
- 我們無法完全消除壓力，但是可以透過妥善控制腦內物質「血清素」，調整心靈的平衡。

- 除了增加血清素，「曬太陽」、「做二十分鐘的韻律運動」、「就算做同樣的事，也要保持愉快的心情、積極正面的態度」都可以對抗壓力。
- 盡量避免義務感，也能緩和壓力。

第9個習慣 每週做三次有氧運動比伸展操有效

經學會認證，不用吃藥即可緩解失智症的方法

如同第二個習慣中提到，我每週固定會游兩次以上的泳，每次超過半個鐘頭，這個習慣已經持續二十多年。

任何腦科學書籍都建議：配合自己的體能，不做過分的運動，但要持之以恆。

運動是預防失智症最有效的方法，特別是健走之類有氧運動，有助於促進大腦血液循環。

眾所周知，運動能夠燃燒內臟脂肪，有降低血糖值、中性脂肪值和降血壓的功效，還能提升好的HDL膽固醇。

根據《二〇一七失智症患者指引》（日本神經學會編）表示，只有運動可以幫助失智症患者，不靠藥物，即可緩解症狀。

每天走路不到四百公尺的人，羅患阿茲海默症的危險度高達兩倍以上

夏威夷州檀香山－亞洲老化研究（Honolulu-Asia Aging Study），是「運動對於預防失智症發病的有效性」這方面的代表研究報告。二〇〇四年由雅培（Abbott）博士等人，針對三千七百三十四名年齡在七十一到九十三歲的日裔夏威夷男性，扣除失智症患者，剩餘二千二百五十七人進行四年的追蹤調查。

四年期間，有一百五十八人罹患失智症。與運動相關部分，一天走路不到四百公尺者，罹患阿茲海默症的危險度，是走路超過四百公尺者的兩倍以上。因此增加每天走路的距離，可抑制認知功能下降。

有氧運動使你的海馬迴年輕一到兩歲

有關運動對大腦的影響，也曾經做過基礎的研究。

二〇一一年艾瑞克森（Erik Homburger Erikson）博士把一百二十名年齡在五十五歲到八十歲健康的人，隨機分成有氧運動組和伸展操組各六十人，半年及一年後各做一次腦部核磁共振顯影（ＭＲＩ），檢查認知功能。

結果顯示：做有氧運動的人，對記憶非常重要的海馬迴體積，一年間增加了約百分之二；相對地，做伸展操的人，海馬迴反而變小。

有氧運動組的空間記憶檢查結果和海馬迴的體積變化率相比，兩者之間有著微弱但正向的關聯。基於這項實驗結果，艾瑞克森博士等人認為，有氧運動讓海馬迴「年輕一到兩歲」。

「大腦訓練」沒有效？

那麼，所謂的「大腦訓練」有效嗎？

現今尚無法確認其有效性。二〇一〇年歐文博士等人在《自然》雜誌發表「大腦訓練」無效的文章。

當時參加的一萬一千四百三十位實驗者，年齡涵蓋十八歲到六十歲。A組做類推、解決問題之類的課題；B組進行記憶、注意、計算等大腦訓練；控制組則用網路，分別以每天十分鐘、每週三次、六個禮拜來檢查功能。

如果大腦訓練有效，不管A組或B組，應該都比控制組獲得更好的成績，然而結果顯示，訓練期間前後的認知功能變化上，三組其實並無差異，因此認定大腦訓練沒有特別的效果。

由於這個研究的實驗人數超過一萬，設定了兩種大腦訓練，並予以適當的分析，至今還沒有出現其他推翻結果的報告。

依據上述結果可知，勤做運動，特別是有氧運動，幾乎可以確定對預防失智症有效。不過儘管有可能可以抑制失智症，仍尚需努力研究，來確立證據。

大腦喜歡的運動時間、強度和方法

異常類澱粉蛋白ß及濤蛋白堆積，會引發阿茲海默症。根據最近研究，已知有些方法可以讓異常類澱粉蛋白ß及濤蛋白不至於堆積。

依據奧康科博士的研究（二〇一四年）指出，符合「適當體重」、「規律運動」、「健康飲食」三個條件的人，腦內比較不會堆積異常類澱粉蛋白ß及濤蛋白，能夠抑制腦組織萎縮。

而且每天精力充沛、身體經常活動的人，確實比較不易罹患與阿茲海默相關的腦部（縮小）病變。

請以每天做三十分鐘有氧運動，至少一週做三次為目標吧。假如感覺每次做三十分鐘有困難的話，每次做十分鐘，分三次做也行。

運動的強度從感覺「輕鬆」到「有點難」為基準。開心地做，可以活化大腦，預防失智症的效果也最好。

同時給身體和大腦施加壓力，恢復記憶力的效果也會加乘。

身體和大腦同時處理各自課題的能力，會隨年齡增長而退化。「邊走路邊計算」或「邊上下樓梯邊玩接龍」可以提升記憶力與判斷力，預防失智症。

每週做三次有氧運動比伸展操有效

重點整理

- 有氧運動是預防失智症最有效的方法。
- 一天走路不到四百公尺者，罹患阿茲海默症的危險度，是走路超過四百公尺者的兩倍以上。
- 做伸展操的人，與記憶相關的海馬迴每年縮小；但是做有氧運動的人，卻增加了百分之二。
- 對大腦有效的有氧運動，以「一週三次，每次三十分鐘以上」、強度「從輕鬆到有點難」為目標。

- 「邊走路邊計算」或「邊上下樓梯邊玩接龍」可以提升記憶力與判斷力，預防失智症。
- 另一方面，直到二〇一九年八月為止，尚無法確實證明大腦訓練對提升認知能力是有效的。

第 10 個習慣 腦科學家也實行的「避免失智飲食法」

阿茲海默症是腦部的糖尿病

我任教的九州大學自一九六一年起，針對鄰近福岡市的久山町（人口約八千四百人）居民，以生活習慣病之原因探究及預防為目的，進行檢查和疫學追蹤調查。

久山町的居民跟全國平均年齡相仿，職業也很平均，是個幾乎無偏差的城市。

從「久山町研究」得知，阿茲海默症其實是「腦部的糖尿病」。

參與久山町研究計畫的人過世之後，研究人員予以病理解剖，以詳細分析死因。

研究旨在調查居民在中老年時，罹患糖尿病者與沒有糖尿病的人，二、三十年後罹患失智症的比例是否有差異。

結果明顯發現，高齡的糖尿病患者容易併發失智症。糖尿病患者和非糖尿病患者相比，罹患阿茲海默症和血管性失智症的風險提高了二到四倍。

糖尿病患者容易併發阿茲海默症的理由之一是，糖尿病會「促進腦部動脈硬化」，而動脈硬化則會提高腦中風的危險，也容易罹患血管性失智症。

還有，現在已知若持續處於「飯後高血糖」的狀態，會產生氧化壓力、發炎，醣類燃燒時也會產生「糖化終產物」等有害物質，傷害腦部的神經細胞。

可怕的是，連糖尿病前期的「葡萄糖難耐症」，也就是「準糖尿病患者」，罹患失智症的風險也相對提高。

阿茲海默症患者的腦部容易產生所謂「老人斑」的黑斑。這種老人斑，其實是「類澱粉蛋白β」這種物質沉澱堆積，因此推論如果異常蛋白增加，會導致大腦的神經細胞壞死。

阿茲海默症和胰島素有很深的關係

最近發現阿茲海默症與胰島素的分泌有關。

大腦的神經細胞能量來源幾乎都是糖分，沒有用到脂肪。腦神經細胞為了攝取糖分，需要胰島素。

糖分是由包圍神經細胞並維持其功能的「神經膠細胞」負責攝取。

神經膠細胞顧名思義就是膠質的意思，原本僅負擔填充、支撐神經細胞空隙的功用。可是神經膠細胞也對攝取糖分有很大幫助。

神經膠細胞中的一種星狀膠質細胞，負責整理環境，讓神經細胞正常工作。例如當血管和神經細胞的介面，供給神經細胞營養，促進循環，帶走代謝廢物。

而且目前已知，活化星狀膠質細胞，可以改變細胞之間的資訊傳遞效率。

這種資訊傳遞效率的變化，便是記憶和學習的基礎。

星狀膠質細胞攝取血液裡的糖分，並把糖分傳遞給神經細胞。神經細胞則將收到的糖分變成能量。

阿茲海默症患者的大腦，無法分泌足夠的胰島素給神經膠細胞工作，於是神經膠細胞不能攝取血液裡的糖分。資訊傳遞效率變差，對記憶和學習都有不好的影響。同時，科學亦證實，出現「胰島素阻抗」時，胰島素的作用變差，也會使人容易罹患失智症。

可以說，當血糖值增高、腦內的胰島素分泌變差的同時，類澱粉蛋白β隨之增加。

控制血糖，以「糖化血色素平均值7.0％以下」為目標

為了預防糖尿病患者罹患失智症，首先必須「控制血糖」。健康檢查時，假如發現糖化血色素（HbA1c）值上升的話，有可能代表認知功能中額葉功能下降。

將血糖控制在「糖化血色素平均值7.0％以下」，以此為目標，是確保良好認知功能的必要條件。飯後血糖高或血糖值一天之內上下起伏很大，都有罹患失智症的風險。

靠藥物控制有可能使血糖過低，引發「低血糖」的危險。

重度低血糖也會損傷腦部的神經細胞。報告指出：曾有重度低血糖經驗的人，比沒有的人，罹患失智症的風險高出兩倍，請務必多加留意。

國際阿茲海默症協會也認可，預防阿茲海默症的食物

國際阿茲海默症協會（ADI）為了預防阿茲海默症，在食物方面給予大家建議。

首先，要攝取充足的魚、蔬菜、水果、大豆。

具體地說，請多吃低膽固醇、富含DHA（二十二碳六烯酸）及EPA（二十碳五烯酸）的青魚類，特別是鯖魚、沙丁魚和秋刀魚。

大豆製品中所含的營養素，有降低膽固醇及中性脂肪的功用；納豆中的納豆激酶，能溶解造成血栓的主要成分纖維蛋白。

綠色蔬菜所含之維生素及多酚，都是抗氧化的營養素，可降低因活性氧所造成的神經細胞損傷。

另外，水果類、莓果類、海藻類、堅果類也都很有效。

由於日本人的飲食本來就富含上述的營養素，也有報告指出，和食有預防失智症的效果。

日本自古即有「一汁一菜」（一碟醬菜、一碗飯、一碗味噌湯）的說法，也就是配菜只有一碟醬菜，「吃得很簡單」（粗食）的意思。

飲食歐美化以及「飽食」，都會增加罹患失智症的風險。即使只有一汁一菜，只要營養搭配均衡，便可健康長壽，預防失智症。讓我們再一次體認老祖宗的智慧以及和食之美吧。

第十個習慣

腦科學家也實行的「避免失智症飲食法」

重點整理

- 阿茲海默症是「腦部的糖尿病」。
- 高齡的糖尿病患者容易併發失智症。
- 糖尿病患者和非糖尿病患者相比，罹患阿茲海默症和血管性失智症的風險提升至二到四倍。
- 阿茲海默症患者的腦部容易產生所謂「老人斑」的黑斑。這種老人斑，其實是「類澱粉蛋白β」這種物質沉澱堆積的緣故，因此推論如果異常蛋白增加，會導致大腦的神經細胞壞死。
- 「神經膠細胞」中的「星狀膠質細胞」在攝取糖分的機制中扮演重要角色，須設法將其活化。

- 將血糖控制在「糖化血色素（HbA1c）平均值7.0％以下」，是確保良好認知功能的必要條件。
- 「青魚」、「綠色蔬菜」、「大豆（納豆）」、「水果」、「莓果類」、「海藻」、「堅果」都是預防阿茲海默症的好食材。

第11個習慣 磨磨蹭蹭做不了事

選擇和集中

腦子的重量雖然只占體重的百分之二，卻消耗掉全身能量的百分之二十。就某種層面來說，腦子是非常奢侈的臟器。沒有效率的工作會浪費大腦的能量。

各位讀者是否希望能夠依據週間、月間和年度的計畫過日子呢？我也是。

只不過倘使眼前的工作無法一一處理掉，就糟糕了。

對活化大腦來說，「選擇」和「集中」非常重要。

以我為例，我會在前一天晚上，決定第二天的一日間行程。換句話說，我會在週間行程中排入一定要做的事；同時為了達成目標，另外訂立一日間行程。

這裡所說的「選擇」和「集中」，並非選擇企業裡面最強的營業項目，然後集中投入資源，獲得高成果及發展，這樣的經營手段。

簡單來說，是指決定應該取捨哪些資訊，存放在哪裡較好。

假如出現多個資訊時，大腦會留意某項資訊，稱為「選擇性注意」。

例如在有很多人、吵雜的場合，人們還是可以輕易地注意到交談對象提到自己的名字，或跟自己有關的話語。

我們很早以前就知道，這一類選擇性注意，稱為「雞尾酒會效果」。

像這樣人類處理聲音，只選擇接收必要的資訊，放入腦中再構成。這種機能是以音源位置的差異，以及不同音源的聲音基本頻率也不同為基準。

大腦「注意」的兩種機制

注意分兩種機制。

一種稱為「由下而上型注意」。例如在許多藍色刺激中，只要出現一個黃色刺激，目標便很明顯（pop out 突出刺激），容易被看見。

接收「由下而上型注意」的地方，通常是視覺區、聽覺區等腦部最初接收感覺的場所。這種注意機能是被動的，也是日常生活動作上需要的注意功能。

另外還有一種「由上而下型注意」。由於事前已經具備應該選擇的刺激的相關知識，所以儘管該刺激不明顯，還是因其特徵而受到注意。

由上而下型注意的司令部在前額葉皮質。只要賦予動機，就能以此為基礎，自動判斷，尋找刺激對象。

例如繪本《威利在哪裡？》幾乎沒給任何暗示，是經由「由下而上型注意」去尋找威利。假如先給暗示，例如威利的特徵是「穿紅白條紋

突出刺激（左）和一般刺激（右）

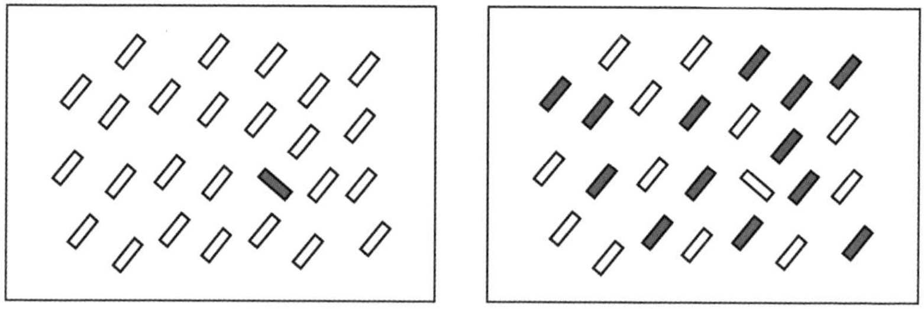

衣服、長統襪、戴帽子、穿牛仔褲」等，假如我們先把「穿紅白條紋衣服」等資訊放入腦子，尋找起來便輕鬆許多。這便是由上而下型的好處。

利用「一日間行程」，節省大腦消耗能量

不論週間、月間還是年度的計畫，都如同由下而上型注意，只是讓你選擇的目標變明確而已。

另一方面，一日間行程則必須把計畫的內容設計出來，亦即變成由上而下型注意，決定選擇哪個，要做什麼（集中）。

「磨磨蹭蹭地做事」，徒然浪費大腦能量。請盡量使用前額葉皮質，以「選擇」和「集中」，由上而下型注意，提高工作效率吧。

第十一個習慣

磨磨蹭蹭做不了事

重點整理

- 腦子會消耗全身能量的百分之二十，是非常奢侈的臟器。沒有效率的工作會浪費大腦的能量。
- 雖說要活化大腦，不過決定應該取捨哪些資訊，存放在哪裡較好之類的「選擇」和「集中」也非常重要。
- 大腦的「注意」分「由下而上型注意」及「由上而下型注意」兩種。
- 不論「週間」、「月間」或「年度」的計畫，都如同由下而上型注意，只是讓你選擇的目標變明確而已。
- 「一日間行程」則是由上而下型注意，決定選擇哪個，要做什麼（集中），節省大腦的能量。

第12個習慣 決定用手機的時間

影像對大腦的影響

你能夠明確回答，目前媒體最夯的「IoT是什麼」嗎？

這是「Internet of Things」（物聯網）的縮寫，也就是「物品網路」。

不僅限於電腦、手機等資訊通信器材，所有「物品」都網路化，這個情形未來將使我們的生活及商業，從根本產生變化。

由於 IoT 社會到來，我們每天接觸的不再是電視等大螢幕，而是智慧型手機這種小畫面傳送的各種資訊。我們因為這些影像牽動起歡喜、恐懼、悲傷種種情緒，而這些情緒則跟自律神經的活動有著密切的關係。

由於影像種類的不同，對大腦功能可能產生不良影響，或產生與自律神經有關的種種生理反應，必須要注意。

「寶可夢震撼」事件

觀看影像對大腦的傷害，以一九九七年推出的電視動畫《神奇寶貝》（寶可夢）引發的夜晚痙攣最有名。當時全國的觀眾中，有超過六百五十人因為痙攣被送醫治療。

早在五十年前，我們便知道感光性強的人，在受到閃光（flash）及點狀閃爍（flicker）的刺激時，會誘發偏頭痛、痙攣等症狀。

一九九三年，英國播出「Pot Noodle」食品的廣告影片，也誘發觀眾出現三起痙攣事件，以及二十五人出現其他症狀的悲劇。

當時這段影片的背景大多是黑白兩色，並快速覆蓋顏色變換的畫面。結果電視臺直接停止這段廣告影片的播放。

負責規範、核可英國民間電視臺播出內容的「獨立電視委員會」（當時）制訂了標準，禁止使用一秒超過三次（3Hz）的點狀閃爍、背景畫面快速變化，以及占畫面相當面積的高反差的規則性變換。

這種影像被日本電視界稱作「Pakapaka」，認為畫面效果好，因此經常使用。日本的電視界因不知英國有相關規則，才會引發寶可夢事件。

當時厚生省很快組織調查小組，我因忝為其中一員，參與研究發生痙攣的原因。

從影像發現引起痙攣的真相

那麼，誘發痙攣的《神奇寶貝》影像，到底是什麼樣子呢？調查後發現，紅／藍畫面在一秒鐘互換了十二次（12Hz）。而紅／綠畫面在 12 赫茲（12Hz）點狀閃爍後，顏色融合成為黃色。紅／藍畫面則交錯成為紅紫色。

在新力公司協助下，製作出 3 赫茲（3Hz）、6 赫茲（6Hz）藍／紅點狀閃爍格式，於是發現 6 赫茲會誘發癲癇。怪不得當初英國的電視委員規定，禁止播出超過3赫茲（3Hz）點狀閃爍，以及背景畫面快速變換。應是預見這個狀況吧。

事實上，寶可夢震撼的受害者中，半數是原本便有癲癇症的小孩。其餘一半經調查，腦波並無異常，後來也沒有再發作過。

由此可見，《神奇寶貝》的紅／藍畫面刺激非常強烈，連沒有癲癇症因子的小孩，也會誘發出現痙攣現象。

大腦和腦內視覺區的關係，與痙攣發作的機制

誘發沒有癲癇因子的孩童痙攣的機制，到底是什麼呢？

人體眼睛的視網膜在視野五度，密密麻麻地排列著錐狀細胞。

所謂視野五度，是指距離三十公分，二點五公分大小的意思。智慧型手機畫面有五公分寬。

錐狀細胞分紅、綠、藍三色，接收波長的刺激，隨時改變錐狀細胞的比例，以感知各種顏色。紅和綠的組合，會抑制腦中的視覺區細胞運作；另一方面，紅和藍的組合，則有興奮的作用。

當紅和藍產生點狀閃爍時，大腦的神經細胞興奮，就容易引起痙攣。寶可夢事件之後，除了電視動畫影集，陸續有報導指出，孩子在玩電視遊樂器、電腦或攜帶型遊戲機時，觀看遊戲畫面也引起痙攣。

另外還有不少案例顯示，在觀看虛擬環境媒體、立體電影、因手持相機晃動拍下的影片，或是在故意邊大幅轉動、邊觀看影片等情況時，很多觀眾看到一半會感覺噁心想吐，半途離席。

IoT社會代表多媒體時代來臨，伴隨大螢幕化與近距離的個人視聽環境，我擔心這種會傷害到腦部健康的情況，將日益增加。

不管距離畫面多遠、光線多明亮，大腦仍受畫面的刺激，因此要有「時間」限制

由於寶可夢事件的契機，後來往往會在電視機的螢幕打出「觀看電視時房間要明亮，離電視保持距離」等警告。

不過，這一點是錯誤的。

看電視時，最適當的距離是畫面縱長尺寸的三倍，以這個距離看電視最舒服。

例如你家的電視機是三十七英寸（橫寬型），畫面的縱長尺寸約四十六公分，因此跟電視距離一百四十公分最洽當。

一百四十公分的距離，以視野五度計算，大概是十二公分。相反地，若距離兩倍，也就是二百八十公分的話，就變成二十四公分了。

就算距離遠，錐狀細胞仍會受到相當大的刺激。

另外，錐狀細胞只要在有亮光的地方，就能辨識顏色。也就是說，哪怕只有燭光，錐狀細胞也可以認出顏色。通常液晶螢幕的亮度是五百根燭光，因此亮度是夠的。現在，各位可以明白螢幕上的警告字幕，例如要與螢幕保持三公尺以上的距離，或者室內要夠明亮，錐狀細胞才能檢知畫面的顏色和亮度，其實沒多大意義了吧。

即使我們完全了解遺傳因子的作用，也可以從 iPS 細胞製作出只具某種目的的細胞，但恐怕除了神，人類仍無法做出如此精妙的大腦結構！我們要好好保護這份珍貴的禮物，換句話說，IoT 社會更加要重視、保護大腦的健康。

在視野中心五度，對光和顏色的變化最敏感。

為了不讓《神奇寶貝》之類影片過度刺激大腦，必須限制使用手機的時間。

第十二個習慣

決定用手機的時間

重點整理

- 依據影像種類的不同，對大腦功能可能產生不良影響，或產生與自律神經有關的種種生理反應。
- 一九九七年的「寶可夢事件」（造成全國超過六百五十名觀眾因為痙攣送醫）是個經典的例證。
- 紅和藍的組合有興奮的作用。當紅和藍產生點狀閃爍時，大腦的神經細胞興奮，容易誘發痙攣。
- 不只電視，陸續出現孩子在玩電視遊樂器、電腦或攜帶型遊戲機時，因觀看遊戲畫面而引起痙攣。

- IoT社會代表多媒體時代來臨，伴隨大螢幕化與近距離的個人視聽環境，我擔心這種會傷害到腦部健康的情況，將會日益增加。
- 不管距離畫面多遠、光線多明亮，大腦仍受畫面的刺激，因此要有「時間」限制。

第13個習慣

每天早上在固定的時間起床

大腦有「兩個時鐘」

如果我說：「大腦裡面有時鐘」的話，可能大家都會嚇一跳吧。其實不只一種時鐘，而是「兩種時鐘」呢。

一個是「生理時鐘」。人類配合地球晝夜的規律睡眠和清醒。體內的規律由大腦深處的下視丘的視交叉上核負責調節。

人體的生理時鐘，一天並非正好二十四小時，而是大約二十五個鐘頭。我們早上在晨光中甦醒，把自己的規律調整到地球時間的二十四小時。

一天二十四小時的規律，稱為「晝夜節律」（circadian rhythm）。除了我們哺乳類，植物、昆蟲、魚、細菌等，地球上所有的生物也都可以觀察到這樣的晝夜節律。

晝夜節律是生物為了適應地球因二十四小時的自轉週期產生的環境變化，經過長時間演化所獲得的能力。

所謂生理時鐘不只具有控制睡眠、甦醒、活動、休息等行動與認知的高階腦功能，還掌管體溫、血壓、脈搏等自律神經，皮質醇、褪黑素等內分泌賀爾蒙系統，免疫、代謝系統等一天週期的生理規律。

結果人類發現，如果配合日出日落作息的話，不但效率提高，生活也更舒適。

到底規律化的時鐘是怎麼產生的呢？

這是因為一種稱為「週期蛋白」（period）的蛋白質，週期蛋白在白天分泌的量最少，晚上分泌的量最多。

大腦能正確檢測出時間資訊

另一個時鐘則是能正確檢測出時間資訊的「大腦網路」（network）。

由於數分鐘和數小時以上的時間感覺與「工作記憶」有關，因此我們可以自覺「時光推移」。

從猴子的實驗及人體做功能性MRI的研究可以了解，大腦右背外側前額葉皮質及右頂葉後部的活動，是從事與認知時間相關的課題時不可或缺的要素。

大腦深處的基底核、視丘，對掌握時間間隔、時機、事情排序等也很重要。

同時人類還可以透過多重的感覺系統接收各種資訊，予以統合，理解外界發生的狀況。例如，當我們拍手時，不但可以看到手，還可以聽到拍手的聲音。我們可以知覺到，聲音和拍手的影像是在同時產生的。

如上所述，大腦的時鐘可分自動式（生理時鐘）與伴隨主觀判斷的主動式（大腦網路）兩種。

藍光會讓規律錯亂，每天在固定的時間起床，調整規律

近年數位顯示器發出的藍光，頗受大眾注目。

所謂藍光是指波長較短的藍色光，在人類肉眼能看到的光線中，藍光的波長最短，能量最強。

曾有人提出「藍光對眼睛和身體造成極大的負擔」，因此厚生勞動省的指導手冊中建議大家：「處理一小時ＶＤＴ（一種數位顯示設備），要休息十分鐘」。

和二十年前比較，由於省電ＬＥＤ普及，使我們的日常生活暴露藍光的量增加。連電腦、智慧型手機也多半用ＬＥＤ的螢幕和ＬＥＤ照明，因此更常接觸到藍光。

太陽光裡面也含有很多藍光，因此當身體曬到太陽時，體內的生理時鐘變成白天模式，開始安排早上的活動；相對地，當太陽西沉，身體接觸不到藍光，生理時鐘就會調整成夜晚模式，我們就會想睡覺。這是本能的生活規律。

對於不管晝夜，都接觸著藍光的現代人來說，這樣的環境很容易讓生理時鐘紊亂。

由此可見，妥善配合自己的晝夜節律，才是能夠獲得健康、豐盈人生的祕訣。

請早點起床，讓太陽光重新設定你的生理時鐘吧。

陽光也會促進分泌血清素（參考第八個習慣）。

每天在固定的時間起床，規律的生活對預防失智症的效果值得期待。

第十三個習慣

每天早上在固定的時間起床

重點整理

- 我們的大腦有「生理時鐘」和「大腦網路」兩種時鐘。
- 「生理時鐘」是自動式的，「大腦網路」則是伴隨主觀判斷的主動式。
- 現代人不分晝夜都接觸著藍光（波長較短的藍色光線），對眼睛和身體造成極大的負擔。
- 而且，上述的環境很容易讓生理時鐘紊亂。
- 對策是早點起床，讓太陽光重新設定你的生理時鐘。
- 陽光也會促進分泌腦內重要的物質「血清素」。

第14個習慣 大腦喜歡迷宮

為何罹患失智症的人會迷路？

人類在立體的三度（3D）空間中生活。對於3D空間而言，識別「這是什麼東西」與「東西在哪裡」非常重要。

例如接球時，大腦會計算球速、位置，並運用手套接球。即使在住久熟悉的城鎮散步，也會在不知不覺中，使用了腦內導覽系統。

確診阿茲海默症者及有輕度認知障礙（ＭＣＩ）的準失智患者，由於頂葉後部容易受傷，腦內導覽系統失調，是他們容易迷路和危險駕駛的原因。

我們利用腦波，對輕度認知障礙患者做光流（optical flow, OF）刺激（看到刺激後，產生自己移動的錯覺），於是發現大腦反應異常低下的情況。

這項研究持續發展之下，依據ＯＦ刺激產生的高度異常及高感度，便可判斷是輕度認知障礙患者或健康老人。

失智症的迷路、危險駕駛會成為社會問題。

由於和ＯＦ知覺障礙有關，可能可以利用ＯＦ知覺測驗，判定是否容易迷路及危險駕駛。

放射狀方向（光流〔optical flow〕）的移動認知

A 朝自我直線方向移動

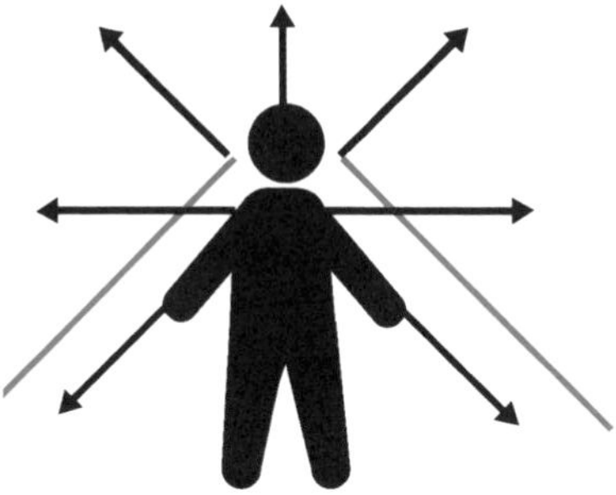

人會朝直線方向前進，以及因應放射狀的外界移動，這個情況叫做光流。與自我運動知覺有關，由頂葉後部處理。

B 放射狀 OF 刺激

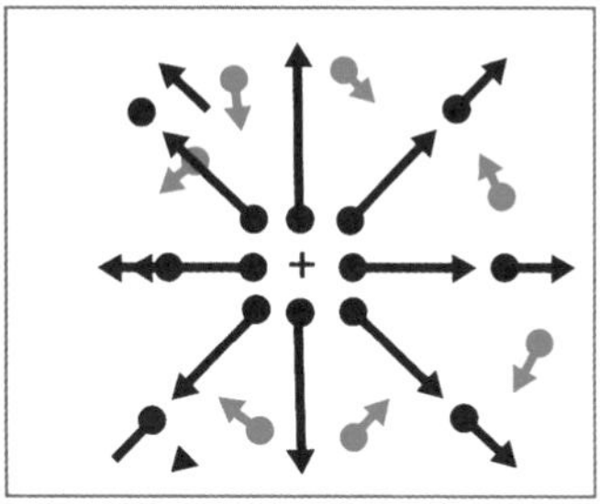

研究用的 OF 刺激。讓許多隨機點從中心向外進行放射狀移動，就可以進行簡單的 OF 刺激。

鍛鍊空間認知

持續訓練空間認知，擁有技術與知識，並且完成腦內導覽系統，可以改變大腦的結構。

倫敦大學的馬奎爾（Eleanor Maguire）教授調查訓練對大腦的影響，以想當倫敦計程車司機的人為對象，比較開始訓練時和當上計程車司機之後的大腦結構變化。

倫敦的計程車，也就是俗稱「Black Cab」的司機，必須通過全倫敦的道路、建築相關的測驗。聽說這個考試是全世界最難的試題。

倫敦的街道並非放射狀或棋盤狀那樣容易記憶，名稱各自不同，光是道路名稱就超過兩萬。

基本考試會從《藍皮書》（*Blue Book*）上記載的三百二十條路徑中，選一條來問起點和終點，讓考生回答。

只不過，雖說起點和終點，其實包括了各自周圍半徑四百公尺以內的所有街道和主要建築。換句話說，考生必須能夠掌握倫敦所有街道和主要建築物才行。

考生必須正確記憶有如迷宮般的地圖，並揪出最短的路徑。聽說為了記住兩萬條以上的道路，他們會騎機車走遍倫敦的大街小巷呢。

馬奎爾教授等人研究的結果，認為計程車司機考取執照時，大腦海馬迴中與掌握空間和空間位置記憶相關的部分變大了。

簡單地說，「持續就是力量」，努力和訓練的成果將確實儲存在腦海。訓練空間認知與預防失智症有關。

最近推出的迷宮遊戲也能鍛鍊 3 D 空間能力，值得大家玩玩看。而駕駛模擬及飛行模擬體驗或許也對此有所幫助呢。

第十四個習慣

大腦喜歡迷宮

重點整理

- 阿茲海默症會使腦內導覽系統失調，容易迷路和危險駕駛。
- 訓鍊空間認知與預防失智症有關。
- 持續訓鍊空間認知，擁有技術與知識，完成腦內導覽系統，可以改變大腦的結構。
- 推薦大家多利用「迷宮遊戲」、「模擬駕駛」及「模擬飛行」，進行空間認知的練習。

第15個習慣
靠「心靈」體操鍛鍊頭腦

即使處於安靜狀態，頭腦仍持續工作

夏天的黃昏，天氣略微涼爽。坐在陽臺的搖椅上，想要享受片刻悠閒。

「嗡～」惱人的蚊子停在我的手臂，我不假思索舉起膝蓋上的報紙，朝蚊子打去。

蚊子停在我的手臂前後，我的腦子裡發生什麼事？

我們本來認為「人休息時，大腦也不工作」。那麼在打蚊子之前，大腦應該是放空的囉，可是光打蚊子這件事，卻表示大腦還在活動。

事實上，我們到現在依舊無法明白，大腦為什麼需要消耗這麼多能量。華盛頓大學的賴希勒（Marcus Raichle）教授跟天文學家談過之後，稱呼這個謎般能量消耗為「大腦的黑洞能量」。

不過隨著最近腦科學進步，讓我們逐漸明白看似安靜、什麼都不想的大腦，其實正在「儲備思考下一個事情所需的黑洞能量」，這個驚人的事實。

賴希勒教授等人的研究指出，黑洞能量好像交響樂團的指揮，需要耗費很大的能量。

坐在搖椅上放空時、躺在床上睡覺時、手術被麻醉時，儘管處於安靜狀態，腦內各領域仍舊互相溝通。

而且，據說大腦在維持「基礎狀態」時所需的能量，是做意識反應時使用能量的二十倍。

賴希勒教授將這個腦內系統命名為「預設模式網路」（default mode network, DMN）。

當大腦處於怠速狀態，可以用正念（mindfulness）活化大腦

DMN是多個大腦區域的網路活動。

這個系統協調大腦各區域的神經活動，為了即將發生的事，統合並調整大腦記憶及其他系統。就好像汽車雖然停止，但為了能馬上前進，並未關掉引擎——也就是處於怠速狀態一樣。

我們雖然知道，人在昏昏欲睡（昏睡狀態）時，大腦會忽略刺激，無法做出立即的反應，但不清楚實際的個中原理。

科學家使用功能性核磁共振顯影（ＭＲＩ）觀察腦波，看昏昏欲睡時ＤＭＮ的變化，以便明瞭大腦的運作方式。

首先，從腦波可知，人類在清醒和昏昏欲睡時的腦波區別。把整個大腦分成三千八百個小區塊，以功能性核磁共振顯影的數據，計算各區域同步的強弱，並求取數理學上的「關聯」。

結果明白，人在昏昏欲睡時，ＤＭＮ的資訊傳遞效率跟著下降。

同時我們也知道，睡覺時與「意識」關係密切的額葉聯合區、頂葉聯合區，資訊傳遞的效率特別低。

由此可知「昏睡狀態下，腦內網路連接方式改變，因此無法快速傳遞正確資訊」，這個觀察真可謂為世界首創。

有趣的是，ＤＭＮ之異常與阿茲海默症及憂鬱症等神經疾病關聯甚深。阿茲海默症患者的大腦區域明顯萎縮，幾乎與構成ＤＭＮ的主要大腦區塊重疊。

從安靜時大腦的活動狀況，使我們得到更多訊息，去了解意識與神經疾病的患者。

利用「正念」（mindfulness）讓心靈冷靜下來，活化ＤＭＮ吧。實踐「心靈體操」，活化大腦的怠速狀態。

第十五個習慣

靠「心靈」體操鍛鍊頭腦

重點整理

- 看似安靜、什麼都不想的大腦，其實正在「儲備思考下一個事情所需的黑洞能量」。
- 儘管大腦處於安靜狀態，腦內各區域仍舊互相溝通。
- 大腦在維持「基礎狀態」時所需的能量，是做意識反應時使用能量的二十倍。
- 這時腦內的系統被命名為「預設模式網路」（default mode network, DMN）。
- DMN就好像汽車的「怠速」狀態。
- 利用「正念」活化大腦的怠速狀態。

結語

筆者至今已出版數本有關一般臨床神經生理學、腦波、肌電圖、誘發波等專業書籍，幸獲好評，且被腦神經相關醫生廣泛運用。

或許正因是專業，我非常在意坊間的腦科學知識有沒有科學根據，有的知識內容還在研究當中，證據不足，卻已經被廣泛流傳。

例如媒體廣泛流傳的「人類只使用了大腦的十分之一」這類「神經神話」。

各位閱讀本書後，應該已經明白，人類的大腦重一千三百公克，假如我們只使用百分之十，這表示工作的大腦只有一百三十公克，比狗的大腦略重一點而已。由此可見，這樣的說法十分不合邏輯！

其實，到底大腦中有多少比例在工作？至今腦科學家尚無法得知。不過，「只有百分之十在工作」這句話是沒有根據的！

我高中時代的朋友在森林（Forest）出版社當董事，他表示，希望能推出有科學根據、與大腦運作相關的一般書籍，好跟坊間流傳的「神經神話」做對照，請我幫忙撰寫。

不過，基於一般人可能無法接受跟「神經神話」全然相反的論調，因此朋友希望我能從腦科學的觀點出發，解釋大腦如何運作，以及「讓大腦變年輕的習慣」。

撰寫「神經神話」相關書籍是另一個機緣了。雖然「讓大腦變年輕」這件事不可能發生，然而我們可以做到「多少預防大腦老化，過健康的生活」。

於是身為腦波研究者的我，以至今的研究成果和我的實踐經驗作為基礎，告訴大家如何養成好的生活習慣，就算活到一百歲，腦子依舊精力充沛。

在這裡，我想重申關於大腦的年輕化。

大約距今三十年前，曾經有一個叫做「視覺誘發腦波」的方法，調查高齡者的大腦功能。

首先，必須找到健康的長者，於是研究者邀請在九大醫院附近的公園玩槌球的老人們做檢查。

其中年紀最長的是八十四歲，大家驚訝地發現，他的反應數值居然跟六十歲差不多。

各位聽過「健康的身體裡面住著健康的心靈」這句諺語吧。

剛剛的檢查簡直是「只要有健康的身體，就會帶來健康的心靈」，讓人驚訝，也讓大家再次認知到「健康的人，大腦也健康」。

支持我們身體的肌肉，靠運動的刺激和飲食攝取的營養來製造、維持。年過四十，肌肉量逐漸減少，機能也會衰退。

當肌肉量減少、肌力變差，我們會感覺身體無法隨意活動、容易摔跤，也影響到日常生活的動作。

我的岳母今年九十九歲，雖然腰和腿稍弱，仍透過每週兩次的日間護理，進行配合運動能力與健康狀況的復健療程。她每天藉著讀書、寫俳句、念英文，跟失智症說拜拜。

妻子和我都暱稱岳母是「超級阿婆」。

對了，岳母也在實踐本書寫的十五個習慣喲。

各位讀者，請參考並實踐本書介紹的十五個避免失智症的生活習慣，哪怕只做一個，哪怕年過九十，腰和腿也不會退化，還可以遠離失智症，請各位以做個「超級健康人」為目標吧。

這是本書的使命。

期待有一天見到身體和頭腦都很健康的「超級健康人」、已經是百歲人瑞的你囉！

就此擱筆。

飛松省三

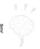

給讀者的免費特別禮物
活化大腦的第16個習慣：「分別刺激左右腦」

作者飛松省三的話：

關於第十六個習慣「分別刺激左右腦」，其實並未在書中公開。我準備了這份未公開的原稿，當作免費送給讀者的小禮物，希望能幫助你的大腦永保青春。

特別禮物可以在這裡免費下載→http://2545.jp/no15/

＊由於已經在網路上公開，故不會再寄送小冊子或DVD。

＊上述免費禮物有可能無預警結束，無法下載。請大家諒察。

分別刺激左右腦

重點整理

- 左腦和右腦靠大腦中央的「腦梁」連接，交換資訊、溝通。
- 左視野的資訊傳到右腦，右視野的資訊傳到左腦。
- 左腦掌管「語言、計算」，右腦掌管「空間的認知」。
- 可以利用「養成左視野看文字，右視野看圖形的習慣」，選擇鍛鍊單一方面的大腦。
- 經過反覆練習，會加強認知與記憶。

國家圖書館出版品預行編目（CIP）資料

活化大腦的 15 個習慣 / 飛松省三著 ; 張玲玲譯.
-- 初版 . -- 臺北市 : 遠流 , 2020.08
面； 公分

ISBN 978-957-32-8805-3（平裝）

1. 健腦法　2. 生活指導

411.19　109007283

綠蠹魚館 YLH35

活化大腦的 15 個習慣

脳が若返る 15 の習慣

作　者　飛松省三
譯　者　張玲玲

副總編輯　陳莉苓
審　校　李其融
特約編輯　丁宥榆
封面設計　江儀玲
行　銷　陳苑如

發 行 人　王榮文
出版發行　遠流出版事業股份有限公司
100 臺北市南昌路二段 81 號 6 樓
電話／02-2392-6899・傳真／02-2392-6658
郵政劃撥／0189456-1
著作權顧問　蕭雄淋律師

2020 年 8 月 1 日　初版一刷
售價新台幣 320 元（缺頁或破損的書，請寄回更換）

遠流博識網
http://www.ylib.com
e-mail:ylib@ylib.com

活化大腦的 15 個習慣

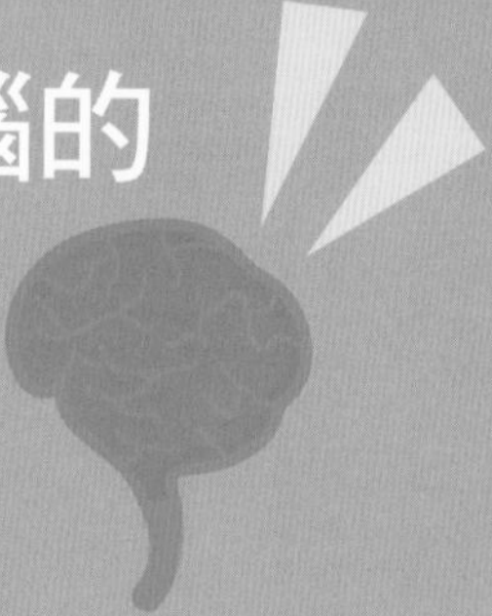